I0059724

DÉPOT LÉGAL
HÉRAULT
N° 199
1922

BIBLIOTHÈQUE NATIONALE
R.F.
IMPRIMÉS

Td 69
411

Dr Albert MUXART

De la Phlegmatia alba dolens

dans la Fièvre typhoïde

MONTPELLIER
GUSTAVE FIRMIN ET MONTANE

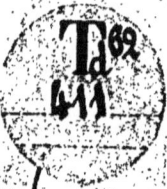

DE LA

PHLEGMATIA ALBA DOLENS

DANS LA

FIÈVRE TYPHOÏDE

PAR

Albert MUXART

DOCTEUR EN MÉDECINE

ANCIEN INTERNE A L'HÔPITAL DE PERPIGNAN

MONTPELLIER

IMPRIMERIE Gustave FIRMIN et MONTANE

RUE FERDINAND FABRE ET QUAI DU VERDANSON

1899

Td 62
411

S.152840

A LA MÉMOIRE VÉNÉRÉE DE MON PÈRE

*Prématurément enlevé à l'affection des siens
par une fièvre typhoïde cruelle.*

A. MUXART.

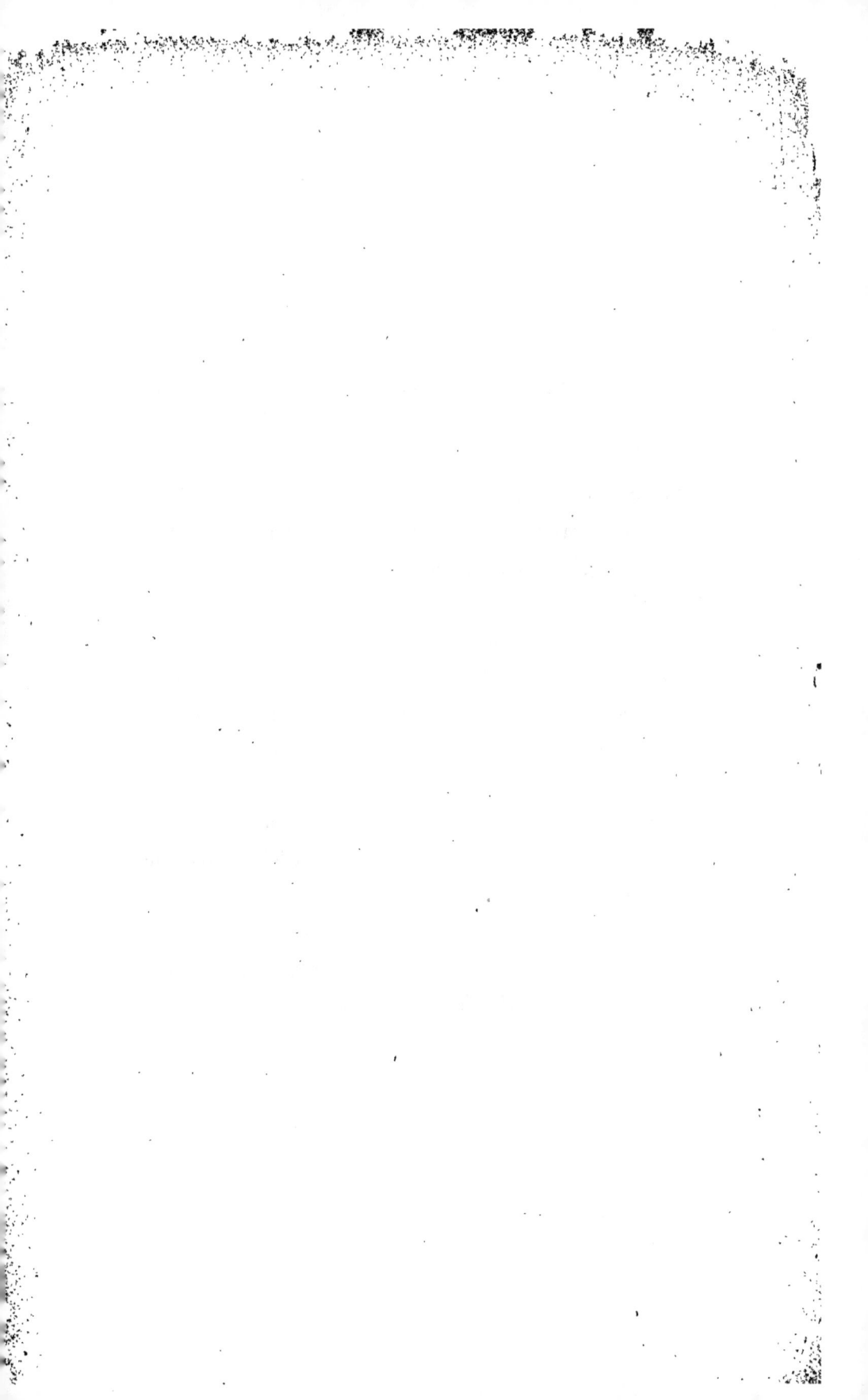

A la veille de terminer nos études, il nous reste un devoir bien doux à remplir, celui de remercier les Maîtres qui nous ont initié aux sciences médicales.

Notre reconnaissance va plus particulièrement à M. le professeur Grasset, dont nous sommes depuis longtemps l'élève, et qui nous a fait un grand honneur en acceptant de présider à la soutenance de cette thèse; à M. le professeur-agrégé Rauzier, dont nous admirons la grande bienveillance ainsi que la haute valeur scientifique. C'est à M. Rauzier que nous devons l'idée d'entreprendre ce travail.

M. le professeur-agrégé Bosc nous a été d'un utile secours dans la recherche des documents relatifs à ce mémoire. Avec une grâce parfaite, il s'est mis à notre disposition pour l'examen de pièces anatomiques importantes. A lui, aussi, vont nos sincères remerciements.

Nous n'oublions pas, dans cette dédicace, les médecins et rgiens de l'hôpital Saint-Jean de Perpignan, dont nous .. été, pendant près d'un an, l'interne.

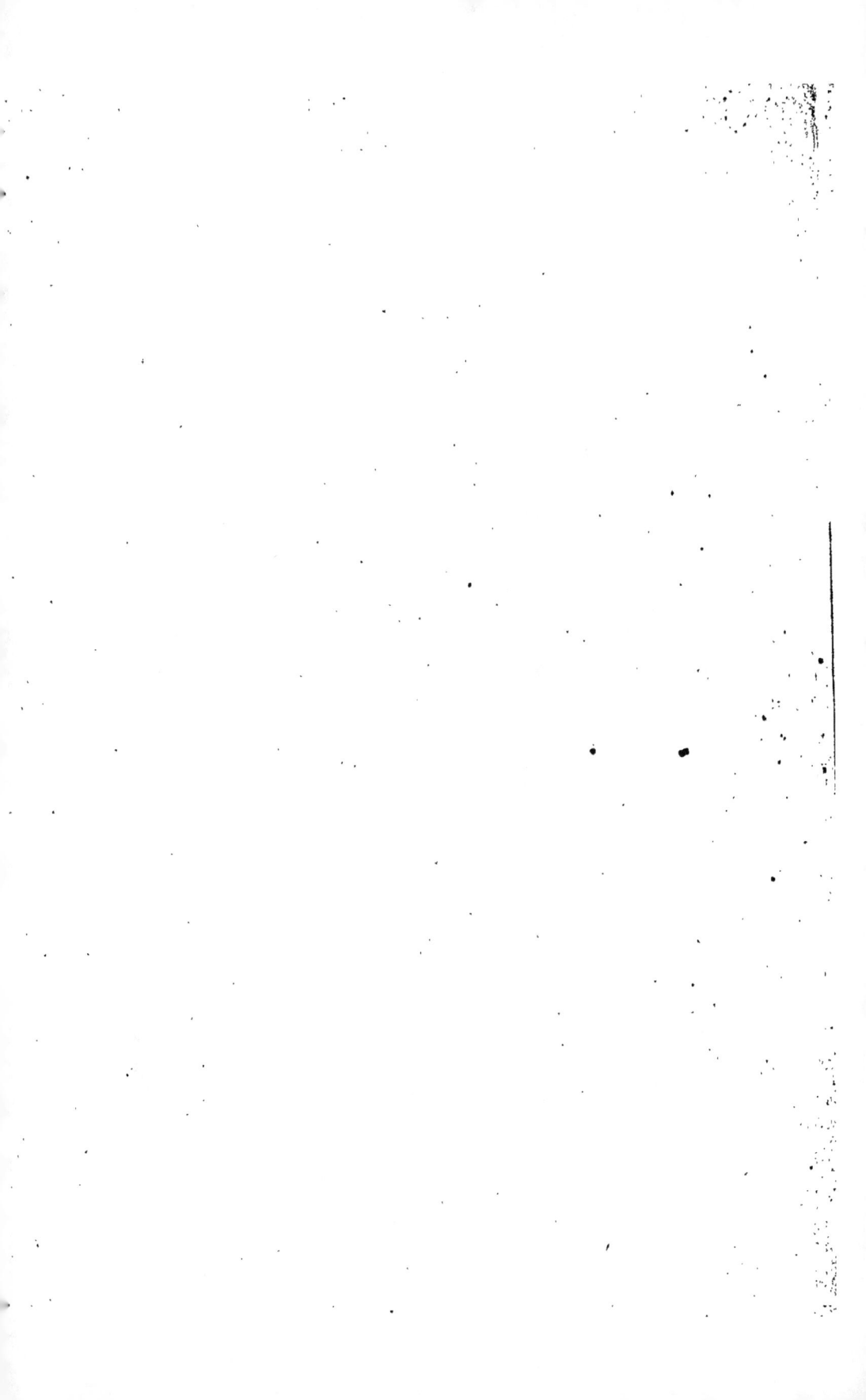

AVANT-PROPOS

L'histoire des phlébites a été retracée maintes fois et par des plumes plus autorisées que la nôtre. La liste des auteurs que nous rapportons à la fin de ce mémoire le prouve abondamment, et encore cette liste a dû être écourtée, car nous ne signalons dans cette bibliographie que les travaux relativement récents et se rapportant plus particulièrement à la *phlegmatia alba dolens* dans la fièvre typhoïde. C'est que de grandes questions de doctrine se sont élevées et s'élèvent encore sur ce point particulier de la médecine. On a vu des hommes illustres tels que Virchow et Vulpian, champions de partis différents, prendre part à la diatribe. De tous côtés, des expériences sont faites pour confirmer ou infirmer l'opinion ancienne de Cruveilhier. Le champ de la discussion s'élargit, l'étude des phlébites amène les auteurs à s'occuper du mécanisme de la coagulation sanguine, à rechercher les altérations du sang dans les cachexies au cours et au décours des fièvres infectieuses. De nombreux mémoires se publient au sujet des phlébites. Bucquoy, Troisier, consacrent à cette importante question leur thèse d'agrégation.

Les observations cliniques affluent. La *phlegmatia* des typhiques, à elle seule, a suscité en France, et pour ces vingt dernières années, cinq thèses de doctorat.

Cette accumulation de publications nous avait fait craindre à un moment donné que notre mémoire fût inutile. Mais, si notre intention est d'écrire une revue générale, une mise au point de la question, nous apportons, cependant, quelques faits qui méritent peut-être d'être signalés. Et, comme dit M. Vincent dans sa communication au congrès de Bordeaux (1895) : « Bien que la *phlegmatia alba dolens* soit une complication relativement fréquente de la fièvre typhoïde, les documents qui peuvent éclairer l'étiologie et la pathogénie de ces thromboses ne sont pas encore bien nombreux, sans doute à cause du pronostic habituellement bénin et de la mortalité exceptionnelle qu'elles entraînent ».

A cet égard, nous publions l'observation, prise dans le service de M. le professeur-agrégé Rauzier, d'un typhoïsant chez lequel survient une phlébite du membre inférieur gauche au cours même de la fièvre typhoïde. Le malade meurt ; l'autopsie en est faite et le caillot examiné. Or, l'examen des pièces a été fait minutieusement par M. le professeur-agrégé Bosc, qui, malgré des coupes nombreuses, n'a trouvé de microbes, ni dans le caillot, ni dans les veines oblitérées. « L'examen des coupes, au point de vue bactériologique, ne nous a donné aucun résultat. Dans des préparations nombreuses, colorées par la thionine, par le violet de gentiane phéniqué, par la méthode de Gram, nous n'avons pu déceler aucune espèce de micro-organisme ». Or, ce n'est point la première fois que les recherches de ce genre sont négatives. Serait-il donc permis de battre en brèche les théories actuelles sur la nature microbienne des phlébites, et devrions-nous revenir à l'ancienne théorie humorale, qui trouvait dans des conditions mécaniques défectueuses ou dans les altérations sanguines la cause des thromboses ? Ou du moins, quelle part de vérité y a-t-il dans les théories anciennes ? La question vaut la peine d'être examinée.

Les observations que nous donnons présentent cette particularité que la phlébite est apparue chez les quelques malades dont nous ne occupons non pas au cours de la convalescence, comme cela arrive dans la généralité des cas,

mais en pleine évolution de la dothiénentérie. C'est quinze
jours après le début de l'infection que la phlébite apparaît
chez le premier de nos malades ; c'est à la même époque
qu'elle survient chez le troisième.

Il en résulte que, chez ces deux malades du moins, la
gêne mécanique n'était pas telle qu'elle pût expliquer la
formation des thromboses. Bien plus, si des raisons purement
mécaniques devaient être invoquées, ne serait-il pas étonnant
de voir une phlébite survenir chez le premier de nos malades
presque au début de la maladie, alors, en somme, que le
cœur fonctionnait à peu près bien, tandis que d'autres coagulations ne se sont pas formées dans les vei   ..ux derniers
stades de la dothiénentérie et alors que le c   ur succombait
à sa tâche ? — Ces raisons et les expériences entreprises par
divers auteurs, et dont nous parlerons dans un prochain
chapitre, nous font admettre que des conditions purement
mécaniques sont impuissantes à provoquer la phlegmatia.

Quant à la dyscrasie, si elle était capable à elle seule
d'amener cette complication, pourquoi ne verrions-nous pas
les phlébites survenir plus fréquemment chez les rénaux, les
hépatiques, les alcooliques, en un mot les intoxiqués ?
D'autre part, pourquoi les phlébites surviennent-elles tantôt
au début de l'infection quand les éliminations se font encore
bien, tantôt à la fin ? N'y aurait-il pas d'ailleurs faute gros-
sière de méconnaître l'état infectieux général dont s'accom-
pagnent les phlébites ?

Et pourtant, il ne nous paraît pas admissible de rejeter
complètement les perturbations mécaniques ni les dyscrasies
du nombre des causes de la phlegmatia.

Le ralentissement du sang, la dyscrasie ne sont que des
causes prédisposantes, soit ; mais sans ce ralentissement,
sans cette dyscrasie il nous paraîtrait impossible d'expliquer
le développement de la phlegmatia.

X

Il est, en effet, admis par les auteurs de pathologie générale que les microbes ne peuvent pénétrer dans nos tissus
que si l'épithélium de revêtement qui les protège vient à
s'altérer. Un panaris se produit-il ? nous nous informons
d'emblée de la porte d'entrée qui a livré passage au microbe.
Pour que, dans l'acte vénérien, la syphilis s'inocule, nous
admettons une écorchure pour si petite qu'elle soit. N'est-il
pas raisonnable dès lors et nécessaire de penser que dans la
phlébite, une solution de continuité a dû se produire au
niveau de l'endothélium veineux pour que les germes charriés
par le sang puissent pulluler à l'intérieur des parois du
vaisseau ?

Et, cette notion une fois admise, comment nier l'enchaî-
nement des faits ?

Dans la fièvre typhoïde, où le sang se charge d'impuretés
par suite de l'excès des combustions organiques, par suite de
l'apport incessant des toxines secrétées et surtout par ralentissement des éliminations, dans la fièvre typhoïde, les
vaisseaux, du fait même des impuretés du liquide qu'ils char-
rient, sont le siège d'une irritation.

Cette irritation sera surtout intense dans le système
veineux, car c'est surtout à ce niveau que le sang stagne le
plus et qu'il y est le plus altéré, n'ayant pas encore subi
l'action purifiante de l'air au niveau des poumons. Et sur cet
endothélium veineux altéré, que des microbes viennent se
fixer (cette fixation leur sera d'autant plus facile que le cours
du sang est plus ralenti) et ils auront beau jeu pour remplir
leur action néfaste.

En un mot, si le rôle joué par les microbes nous paraît le
plus important, ce rôle, en raison même de son importance,
ne saurait s'accomplir sans l'aide de la dyscrasie ou des perturbations mécaniques.

Dans les cas comme celui que nous relatons, où la présence

des microbes n'a pu être directement constatée dans le caillot, il convient d'admettre que ces microbes, qui à un moment donné auraient été constatables dans ce caillot ou dans les parois de la veine oblitérée, en ont actuellement disparu.

C'est l'opinion de M. Vaquez et, de fait, à mesure que la phlébite avance dans son évolution, c'est-à-dire vers l'organisation du caillot, « la recherche des micro-organismes donne des résultats de plus en plus incertains » (Vaquez).

Nous venons de faire dans les pages qui précèdent en quelque sorte notre article de foi sur les phlébites. Nous n'oublierons pas dans la suite de ce mémoire que c'est en particulier de la *phlegmatia alba dolens* dans la fièvre typhoïde que nous nous sommes proposé de traiter.

Mais il nous a semblé qu'au début de cette étude, un exposé rapide des phlébites en général ne serait pas pour nuire à la clarté d'exposition de notre sujet.

Le chapitre prochain, que nous pourrions intituler : « conceptions d'autrefois et conceptions d'aujourd'hui sur la nature des phlébites », nous permettra de saisir avec plus de profit les questions qu'ont pu se poser les divers auteurs sur la pathogénie des phlébites typhoïdiques. Alors seulement, et préparé par cette sorte de préface, nous étudierons l'historique des phlébites typhoïdiques, leur bactériologie, leur symptomatologie, leur pronostic immédiat et lointain et leur traitement.

Au cours de ce mémoire, prendront place les observations détaillées qui font l'objet de notre thèse.

DE LA
PHLEGMATIA ALBA DOLENS
DANS LA
FIÈVRE TYPHOÏDE

PHLÉBITES EN GÉNÉRAL

LA PHLÉBITE EST L'INFLAMMATION DES VEINES

Les anciens l'ont méconnue. Le premier, Hunter la
signale. Après lui, Hass, Meckel, Travers et surtout
Hodgson, complètent ses travaux. Puis Breschet, dans
ses additions à l'ouvrage d'Hodgson, donne un résumé
complet de la maladie, qu'il fait connaître en France et à
laquelle il a imposé le nom qu'elle a conservé depuis.

Alors apparaissent les travaux de Cruveilhier (1831)
démontrant que l'inflammation des parois de la veine est
la première lésion en date, tandis que la coagulation intra-
veineuse lui est consécutive. Cette opinion, devenue rapidement classique, est critiquée en 1845 par Bouchut,
plus tard par Virchow.

L'illustre anatomo-pathologiste allemand substituait à
la théorie de Cruveilhier une doctrine toute nouvelle: la phlé-

bite n'était plus la cause première de la coagulation ; elle n'en était que l'effet. Il arrivait, dès lors, à cette conclusion que l'on devait trouver dans les altérations spéciales du sang ou dans certaines conditions mécaniques les causes de la coagulation spontanée. Pour Virchow, la véritable cause de la coagulation est le ralentissement de la circulation sanguine périphérique ; et ce ralentissement tient à la diminution d'énergie du muscle cardiaque en même temps qu'à la diminution de l'activité respiratoire, dont on sait le rôle dans la circulation du sang veineux des membres inférieurs. (Thrombose marastique de Virchow.)

Cette conception nouvelle a pour effet de diriger les recherches dans deux sens : 1° quelles sont les conditions mécaniques capables d'expliquer le phénomène de la coagulation du sang sur le vivant ? 2° dans quelles modifications vitales ou chimiques résident les altérations propres à la cachexie et quel est leur rôle dans la coagulation ?

De toutes parts, des mémoires se publient : M. Lancereaux pose les lois mécaniques de la thrombose d'après lesquelles les thromboses marastiques se produiraient toujours au niveau des points où le liquide sanguin a le plus de tendance à la stase (points morts de la circulation).

Cependant les expériences anciennes de Fackrah (1817) et de Scudomor (1821) s'élevaient contre cette interprétation ; ces expériences montrent, en effet, que le sang immobilisé entre deux ligatures dans la jugulaire ne se coagule pas de longtemps. Brücke recommence ces expériences (1857) et les confirme. Zahn s'aperçoit que le thrombus débute toujours en des points qu'un examen minutieux montre avoir été lésés. Glénard (1875) et Baumgarten (1886) sont de la même opinion que Brücke et que Zahn.

En résumé, la théorie mécanique de Virchow a trouvé, dans ces derniers temps, de bien nombreux sceptiques.

Pour arriver à la solution du même problème, d'autres auteurs ont étudié l'influence des dyscrasies sur la coagulation sanguine. Vogel accorde une grande importance aux modifications subies par le plasma du fait de la maladie, à l'hypérinose, c'est-à-dire à l'augmentation de fibrine du sang ou à l'inopexie, c'est-à-dire à une modification qualitative de celle-ci. Mais, ici encore, les résultats sont contradictoires.

Virchow trouvait, d'ailleurs, en Vulpian un adversaire résolu : « Les coagulations marastiques sont-elles vraiment spontanées ? dit Vulpian dans son cours de 1874. Leur formation n'est-elle pas précédée par le développement d'un état morbide des parois veineuses ? Il me semble difficile qu'il en soit autrement, car on ne voit pas pourquoi le sang se coagulerait d'emblée et pourquoi les coagulations naîtraient plutôt dans certaines veines que dans d'autres. Je sais bien que l'examen des veines dans lesquelles on a trouvé des coagulations récentes n'a fourni que des résultats négatifs, mais c'est une étude à reprendre. Il y a évidemment là quelque lésion non connue jusqu'ici qui modifie les propriétés vitales de la membrane interne des veines. »

L'avènement de la bactériologie semble avoir porté à la thrombose marastique le coup décisif, et nous allons exposer dans un prochain chapitre quelles sont, de nos jours, les idées courantes sur la phlébite.

HISTORIQUE

En cas d'infection générale, les microbes se localisent beaucoup plus souvent sur les veines que sur les artères. Ce fait tient à la lenteur du sang dans les veines, à l'existence de valvules, qui servent, comme celles du cœur, de points d'arrêt aux microbes charriés par le sang.

La phlébite, dans la fièvre typhoïde, peut se manifester sur un point quelconque de l'arbre veineux. «Seules peut-être, les veines pulmonaires, tout au moins leurs gros troncs terminaux, semblent relativement inaccessibles... La composition du sang artériel qui les parcourt joue sans doute un certain rôle dans cette remarquable intégrité de leur membrane interne» (Widal et Besançon, in *Traité de Médecine*). C'est probablement pour un motif de même ordre que l'artère pulmonaire, destinée qu'elle est à charrier dans les lobes du poumon le sang noir qu'elle contient, est parfois le siège de thrombose.

M. Lannois a publié dans la *Revue de Médecine* (nov. 1895), un cas de pyléphlébite avec abcès du foie consécutif à la fièvre typhoïde.

M. Foster, dans le *Brit. med. j.* (18 mars 1895), publie un cas de fièvre typhoïde avec thrombose des deux veines fémorales, abcès du poumon et de la rate.

M. Girode signale à la Société anatomique de Paris

(29 juillet 1893), un cas de fièvre typhoïde avec thrombose des deux iliaques et thrombose cérébrale,

En 1898, M. Descazals a soutenu devant la Faculté de médecine de Paris une thèse sur les thrombo-phlébites des sinus de la dure-mère,

Comme on le voit, les localisations phlébitiques sont multiples. Notre intention est de traiter plus particulièrement de la phlegmatia alba dolens dans la dothiénentérie.

L'affection qui porte aujourd'hui le nom de phlegmatia alba dolens a été signalée pour la première fois par Mauriceau (XVIIIe siècle). Après lui Puzos, White, Davis, Velpeau, s'occupent de la même question ; mais pour tous ces auteurs, la phlegmatia alba dolens apparaît comme une affection spéciale aux femmes accouchées.

Ce n'est qu'avec Cruveilhier, Robert Lee et Bouillaud qu'on commence à l'envisager comme une complication de diverses cachexies et des maladies infectieuses.

Bouillaud le premier, relate la phlébite dans la fièvre typhoïde, et l'observation qu'il en donne est reproduite dans la plupart des travaux parus jusqu'à ce jour sur la phlegmatia alba dolens.

Dans un article de Bouchut paru en 1845 dans la *Gazette Médicale*, nous trouvons l'observation d'une femme atteinte de fièvre typhoïde et qui « meurt le soixante-quatrième jour de sa maladie après avoir éprouvé pendant trois jours de vives souffrances dans les jambes et dans les mollets. Cette douleur, dont l'apparition fut bientôt suivie de l'œdème du tissu cellulaire sous-cutané, reconnaissait pour cause une oblitération des veines profondes de la jambe s'élevant de chaque côté jusqu'à la partie moyenne des crurales ».

En 1846, Trousseau publie dans le *Bulletin de Théra-*

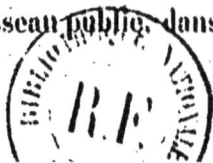

R. F.

2

peutique, l'observation d'une jeune fille qui, pendant la convalescence de la fièvre typhoïde, est prise d'une douleur vive dans le membre inférieur gauche. « En examinant, on constatait une infiltration séreuse générale du pied et de la jambe, avec tension et rénitence de la peau, dont la couleur luisante contrastait avec celle du membre opposé. La douleur était peu considérable à la partie antérieure de la jambe, mais elle acquérait au niveau de la veine et surtout à la pression une très grande intensité. En portant la main dans le creux poplité, on sentait un cordon dur et douloureux, évidemment formé par la veine poplitée oblitérée. » De plus, dans ses leçons cliniques, il trace de cette complication un saisissant tableau.

Après lui, Griesinger en 1851 et Magnus Hüss en 1856, insistent sur la même question. Virchow en 1857, Leudet en 1858, Werner en 1860, publient de nouvelles observations. En 1863, dans sa thèse d'agrégation, et contrairement à l'opinion formulée par Trousseau, Bucquoy, parlant de l'obstruction veineuse du membre inférieur à la fin de la dothiénentérie, déclare qu'elle est d'observation vulgaire. C'est l'avis de Betke et de Murchison.

Dans une thèse d'agrégation aussi, M. Troisier cite la fièvre typhoïde comme l'une des maladies au cours desquelles l'obstruction veineuse peut se produire.

En 1882, Veillard passe sa thèse sur ce sujet.

En 1883, M. Hutinel, dans sa thèse de concours sur « la convalescence et les rechutes de la fièvre typhoïde », s'occupe de la thrombose veineuse et essaie d'en donner l'explication.

Presque en même temps, d'Albuquerque-Cavanti publie un travail sur ce sujet. Il en cite six cas nouveaux avec guérison.

Depuis la thèse de Morrachini (1877), les publications

de Jahn, Foster, Da Costa, les travaux de MM. Cornil, Hutinel, Dunin, Chantemesse, Widal, Vaquez, jettent un jour nouveau sur cette question.

Il est des phlébites consécutives aux plaies des veines, aux opérations, aux phlegmons. Ce sont des phlébites d'origine externe, très souvent suppurées, dont la fréquence est d'ailleurs moins grande depuis qu'on fait usage en chirurgie de procédés antiseptiques. Il en est d'autres, dites de cause interne, et qui apparaissent soit au cours ou à la convalescence de maladies infectieuses (fièvre typhoïde, rhumatisme, infection puerpérale, tuberculose, etc.), soit au cours de cachexies (cancer, goutte), elles peuvent arriver à la suppuration aussi bien que les premières, quoique plus rarement. Tantôt ces phlébites internes occupent la profondeur des organes, tantôt elles se développent sur le trajet des veines du tronc et des membres. Quand la phlébite atteint les veines des membres, elle se traduit par un groupe de symptômes qu'on désigne sous le nom de phlegmatia alba dolens.

Mais, dans tous ces cas et même chez les cachectiques, il faut toujours placer l'infection à l'origine d'une phlébite.

C'est ce qui constitue, aux yeux de M. Vaquez, l'unité des phlébites : « Nous croyons aussi que l'on peut ranger dans une même étude les phlébites dites chirurgicales, puerpérales, les thromboses dites spontanées, car c'est faire une œuvre artificielle que de vouloir les maintenir dans des catégories spéciales. La différence étiologique constitue seulement des modalités cliniques. »

La fixation des microbes sur les parois de la veine (et ces microbes y arrivent charriés soit dans le sang de la veine elle-même, soit dans celui des vasa vasorum); la constatation de leur présence ont été faites par maints expéri-

— 20 —

mentateurs : Doléris, Weigert, Widal, Vaquez, etc. ; tantôt ce sont des microbes de même espèce que ceux auxquels est due la maladie au cours de laquelle la phlébite apparaît ; tantôt il s'agit d'une infection surajoutée). La fixation de ces microbes détermine la prolifération des cellules fixes de la couche sous-endothéliale de la veine et, dans la lumière du vaisseau, le bourgeonnement de l'endophlèbe, l'apparition d'un exsudat composé de cellules endothéliales nécrosées, fibrinifiées. Dans cet exsudat, s'agglutinent des globules rouges, des globules blancs et des hématoblastes qui, par leur mort, donnent encore naissance à de la fibrine.

Ainsi se forme un caillot adhérent aux parois de la veine, essentiellement formé de fibrine, et qui peut arriver à l'oblitération complète du vaisseau. Ce caillot s'oppose au passage du sang, qui stagne, forme de nouvelles coagulations consécutives à cet arrêt (caillots secondaires moins adhésifs à la paroi que les caillots primitifs) et doit chercher sa voie dans les veines collatérales au tronc oblitéré. Plus tard, ce caillot peut subir la dégénérescence granulo-graisseuse, se résorber, et la circulation se rétablit ; dans d'autres cas, il s'organise, aboutit à un véritable tissu de cicatrice.

L'inflammation de la veine est complètement éteinte, mais l'oblitération du vaisseau est définitive.

Tant que le caillot (thrombus) n'est pas cicatrisé, il est à craindre qu'une partie ne s'en détache et forme embolie.

L'inflammation peut atteindre toutes les parois de la veine et même se propager aux tissus avoisinants (phlegmon, artérite, névrite). La phlébite peut guérir parfaitement sans aucun reliquat ou passer à l'état chronique (récidives).

Mais cette description n'est vraie que si l'endothélium veineux a été le siège d'une inflammation modérée. Lorsque l'inflammation est intense, les cellules endothéliales, au lieu de bourgeonner (condition essentielle à la formation d'un caillot), se nécrosent d'emblée : la veine ne s'oblitère pas (phlébite suppurée). C'est une notion toute nouvelle et due à M. Vaquez que l'infection déterminant la phlébite soit une infection atténuée pour qu'il y ait formation d'un caillot.

BACTÉRIOLOGIE

« La recherche des micro-organismes dans la paroi des veines oblitérées et dans le caillot oblitérant est de date toute récente ; elle a abouti à des résultats souvent positifs, parfois négatifs » (Vaquez).

D'après le même auteur, deux conditions sont nécessaires dans l'examen des veines atteintes de phlébite pour qu'il y ait des résultats positifs : 1° il faut que la phlébite soit de date récente ; 2° il est indispensable de faire porter les recherches sur des points multiples et là surtout où la phlébite semble avoir débuté (caillot primitif adhérent à la paroi).

En effet, les microbes disparaissent rapidement des caillots des veines ; d'autre part, nous savons que le caillot primitif seul résulte de l'inflammation de l'endophlèbe.

Les caillots secondaires, nous l'avons déjà vu, résultent de la stagnation du sang en amont du caillot primitif.

Sans doute, les microbes persistent plus longtemps dans les parois des veines que dans le caillot, il n'en est pas moins vrai que lorsque le processus inflammatoire touche à sa fin, quand le travail de désagrégation (dégénérescence granulo-graisseuse) ou d'organisation (tissu cicatriciel) du caillot est près de s'accomplir, la recherche des microbes même dans les parois du vaisseau donne des résultats de plus en plus incertains.

« Les conditions sont encore favorables dans les phlébites qui suivent les maladies aiguës; et la phlébite typhoïdique, par exemple, dit Vaquez, révèle presque toujours d'une manière démonstrative son origine infectieuse ».

Nous citons, au cours de ce travail, une observation de phlébite typhoïdique où, malgré les minutieuses recherches de M. le professeur-agrégé Bose, l'examen microscopique n'a décelé aucun microbe, ni dans le caillot, ni dans les parois de la veine : le malade était mort 36 jours après le début de sa phlébite.

M. Vincent (d'Alger) a fait, au Congrès de Bordeaux (1895), une communication intéressante sur la bactériologie des phlébites typhoïdiques. Quatre de ses malades porteurs de phlébites typhoïdiques ont succombé.

Des fragments de caillot recueillis avec pureté dans chacun de ces cas ont fourni des cultures de staphylocoques pyogènes, soit aureus, soit albus, à l'exception de tout autre microbe. M. Vincent cite, d'ailleurs, une observation qui prouve que le staphylococcus est l'agent de complication de la phlegmatia : « L'un des malades qui a succombé avait été pris, au début de la convalescence de sa fièvre typhoïde, d'une broncho-pneumonie double à streptocoques, puis d'un érysipèle phlegmoneux de la région lombo-sacrée. En même temps que ces divers accidents infectieux, il présenta une phlegmatia alba dolens double et fort douloureuse des membres inférieurs.

Dans les ensemencements qui ont été pratiqués *post-mortem*, le bacille typhique avait disparu. Le streptocoque fut trouvé dans la rate, le foie, les poumons, les reins, seul ou associé au staphylocoque doré. Or, fait remarquable, malgré cette invasion presque généralisée des organes par le streptocoque, le thrombus rouge qui oblitérait les veines fémorales et poplitées renfermait le *staphylococcus pyogenes aureus* seul.»

S'il est vrai que le staphylocoque se trouve fréquemment à l'examen du caillot ou de la paroi des veines, d'autres microbes y ont également été constatés. M. Haushalter (*Revue médicale de l'Est*, 1893) y trouve le bacille d'Eberth lui-même. M. Girode y trouve le bactérium coli. Dans un autre ordre d'idées, MM. Lépine et Lyonnet démontrent expérimentalement la possibilité de phlébite oblitérante consécutive aux injections intraveineuses de toxine typhique (*Lyon médical*, 8 août 1897).

Quoi qu'il en soit, la plupart des auteurs s'entendent aujourd'hui pour voir dans cette complication de la dothiénentérie non pas une localisation sur l'endoveine du bacille d'Eberth, mais bien une infection secondaire.

C'est ce qui fait dire à M. Vincent que ces examens bactériologiques « confirment encore davantage dans cette idée que le processus typhique proprement dit joue un rôle relativement restreint non seulement dans la léthalité fournie par cette maladie, mais encore dans la pathogénie parfois obscure des complications qui viennent si souvent incidenter son cours».

Il en résulte, pour la prophylaxie de ces complications, qu'il faudra s'opposer autant que possible aux infections secondaires chez les typhiques. Les voies ouvertes à l'infection secondaire sont multiples : toute érosion des muqueuses ou de la peau peut être une porte d'entrée. Il importe pour le médecin de faire avec vigilance l'antisepsie de la bouche, de l'intestin, des escarres, en un mot des solutions de continuité des téguments où qu'elles siègent.

OBSERVATION PREMIÈRE

(Inédite)

Phlegmatia alba dolens survenue au cours d'une fièvre typhoïde. — Mort par myocardite. — Examen macroscopique et microscopique du caillot et de la veine. — Absence de microbes.

Laf... entre à l'Hôpital-Suburbain le 21 juillet 1899, dans le service de M. le professeur Grasset, salle Fouquet, n° 1. Dans les antécédents de ce malade on ne trouve rien à signaler qu'un ictère catarrhal, survenu quelques années auparavant. Il entre à l'hôpital avec des symptômes d'infection générale : céphalalgie, vertiges, insomnie, inappétence, nausées, langue saburrale, etc. La maladie actuelle date déjà d'une douzaine de jours. On pense à la fièvre typhoïde et, en effet, l'inspection du ventre montre des taches rosées. Le gargouillement dans la fosse iliaque droite n'est plus perceptible. Ce qui frappe le plus chez ce malade, c'est l'apparition de troubles vaso-moteurs : la face rougit et pâlit alternativement; la constatation de la raie méningitique est facile; enfin, sur les membres, se voient quelques taches pétéchiales. La tension artérielle mesure 13 cm. 1/2 au sphygmomanomètre. L'état général est, en somme, assez bon. Température 40°. La fièvre est continue.

25 *juillet*. — Le séro-diagnostic est positif. Même température qu'hier, même type de la fièvre. Tension artérielle : 14°.

26 *juillet*. — Le malade a rendu cinq selles. Le pouls est à 92 ; on y constate quelques faux pas. La tension artérielle est de 13 cm. 1/2. La palpation du ventre n'est

pas douloureuse. L'auscultation des poumons ne révèle rien d'anormal ; le cœur fléchit.

27 juillet. — La tension est toujours de 13 cm. 1/2. Température : 39°5.

28 juillet. — La tension artérielle est de 14. L'auscultation du cœur révèle des faux pas. Le pouls est à 81.

29 juillet. — Le malade se plaint de douleurs dans le membre inférieur gauche. A la palpation, on trouve sur le trajet de la veine crurale et sur une longueur de quelques centimètres une induration. Il s'agit évidemment d'une phlébite, car la pression de cette zone indurée est très douloureuse. De plus, le membre tout entier est le siège d'un œdème notable. Les bains sont supprimés, le malade est mis dans l'immobilisation absolue.

31 juillet. — M. Bousquet, interne du service, a pratiqué des mensurations à différents niveaux sur le membre malade et sur le membre sain ; voici les chiffres qu'il donne :

Racine de la cuisse : côté sain, 41 ; côté malade, 53
Genou. . . . . côté sain, 29 ; côté malade, 36
Mollet. . . . . côté sain, 28 ; côté malade, 39
Cou de pied. . . . . côté sain, 20 ; côté malade, 25

3 août. — L'état général se maintient assez bon. Le pouls est à 96. La tension n'est plus que de 11. La température est uniformément à 39°. Les selles sont toujours abondantes. On en compte habituellement cinq par jour.

Le **4 août**, de nouvelles mensurations sont faites dans le même ordre que précédemment et donnent les chiffres de 52 cm. pour la racine de la cuisse, 39 cm. pour le genou, 39 cm. pour le mollet, 29 cm. pour le cou de pied. L'œdème a donc augmenté légèrement.

5 août. — Le malade ne souffre pas trop de sa phlébite. La température est stationnaire à 39°. Le pouls est petit, irrégulier, inégal, la tension est de 11 1/2. La langue est rouge, sèche, fendillée. Néanmoins le malade dort bien.

8 août. — Ce matin, la température est tombée à 38°. La tension s'est élevée au contraire, à 12, le pouls est à 84, de plus, l'œdème de la jambe a notablement diminué : la phlébite est en régression. Voici les chiffres fournis par la mensuration : 50 cm. pour la racine de la cuisse, 34 cm. pour le genou, 35 cm. pour le mollet, 27 cm. pour le cou de pied.

9 août. — La température descend à 37°, matin et soir. Le pouls se maintient, comme la veille à 81. La tension n'est que de 11. On prescrit des lavements de caféine, en même temps que de l'extrait de quinquina et de kola.

10 août. — Le pouls est bien mou. Caféine en injections.

11 août. — L'état général est mauvais alors que la fièvre baisse et oscille. C'est d'un mauvais pronostic.

Les bruits du cœur sont très peu énergiques. La tension est à 12 1/2, le pouls bat 81.

12 août. — Le cœur paraît moins asthénique. La tension s'est maintenue à 12 1/2. La radiale n'a plus que 61 battements à la minute.

13 août. — De nouvelles mensurations pour le membre inférieur gauche, donnent 45 cm. à la racine de la cuisse, 32 cm. au genou, 31 cm. 1/2 au mollet, 23 cm. 1/2 au cou de pied.

L'œdème a donc diminué considérablement et sur toute la hauteur du membre.

17 août. — La fièvre semble vouloir remonter. Elle est à 38°5.

19 août. — L'ascension de la température continue. Le malade va sous lui. De plus, nous constatons une escarre à la fesse.

21 août. — La température, qui, hier soir, atteignait 39°7, est encore ce matin à 39°. Le cœur fonctionne mal. La tension qui, depuis quelques jours se maintenait à 12, est actuellement à 11. On revient aux lotions, car il s'agit d'une véritable rechute.

La caféine est administrée régulièrement.

26 août. — L'état général se maintient au même niveau. Température toujours élevée. Cœur toujours asthénique. 5 selles dans la journée. Pouls et tension pareils à ce qu'ils étaient jusqu'ici. L'escarre fessière s'agrandit.

29 août. — Le malade continue à aller sous lui. La diarrhée est même plus abondante. Le pouls est irrégulier, incomptable.

L'éventus final ne paraît pas douteux.

30 août. — Abaissement thermique de 1°. Le pouls toujours petit et inégal, bat 144. On donne du sérum artificiel par la voie sous-cutanée.

31 août. — La température qui, hier soir, s'était relevée à 40°, n'est plus ce matin que de 37°1. Le pouls est incomptable, la respiration très fréquente, ce qui dénote un certain degré d'asphyxie. Le malade a des soubresauts des tendons.

On continue le sérum et la caféine, mais on suspend les lotions.

2 septembre. — Eventus final par collapsus cardiaque.

L'autopsie faite le 4 septembre permet de constater directement l'existence d'une myocardite accentuée. La veine thrombosée est apportée au laboratoire de M. le professeur-agrégé Bosc, qui en fait l'examen ci-dessous relaté:

1° *Examen macroscopique.* — La pièce qu'on nous apporte est une partie de veine fémorale, d'une longueur de 12 centimètres, du volume du médius dans sa partie supérieure et du volume du petit doigt à son extrémité opposée. Elle est cylindroïde, bosselée par endroits, dure, résistante à la palpation.

Vers son tiers inférieur, on constate une ramification du volume d'une plume de coq, formant également un cylindre dur. Violacée dans sa partie supérieure, elle devient grisâtre et bien plus dure dans sa moitié inférieure.

L'examen de la surface de section de son extrémité supérieure (partie terminale de l'iliaque externe) montre un orifice large, ovalaire, dû à un léger affaissement des parois de la veine, en partie comblé par un caillot jaunâtre, dont l'extrémité libre va en s'amincissant et flotte dans la cavité. Un des bords de ce caillot devient rapidement et fortement adhérent à la paroi veineuse, tandis que la face opposée ne présente que des adhérences lâches et à un niveau inférieur. Une coupe transversale, faite en ce point, montre bien cette adhérence partielle avec simple dépôt granuleux jaunâtre sur la partie de la paroi à laquelle le caillot n'est plus adhérent. Cette partie constitue en somme le *caillot prolongé*.

Une palpation faite à trois centimètres au-dessous donne l'impression d'un cylindre plein et dur. Une section transversale montre, en effet, une paroi veineuse très épaissie, entourée d'un tissu adipeux induré et dont la lumière est absolument remplie par un caillot jaune légèrement ocreux, qui fait corps avec la paroi de la veine, mais que l'on arrive cependant à détacher en certains points. Au centre, le caillot laisse persister une petite lumière en forme de fente.

Dans le milieu de la veine, celle-ci forme un cylindre blanc grisâtre d'une dureté ligneuse. A la coupe, zône indurée de périphlébite prononcée, la paroi de la veine forme une coque blanc grisâtre, homogène, très résistante, d'une épaisseur de près de deux millimètres. Le caillot blanc jaunâtre fait complètement corps avec la veine et sur toute sa périphérie. Il est résistant et on ne peut le séparer de la paroi. La partie centrale a une apparence granuleuse ; elle est finement ramollie avec formation de fines gouttelettes huileuses.

A l'extrémité inférieure du fragment, la veine forme un cylindre un peu moins dur. Les parois moins épaisses recouvrent un caillot rouge brun, partiellement adhérent, mou dans sa partie centrale et qui s'effile dans un bec de flûte grossie, séparable de la paroi (caillot récent).

Diagnostic : « Phlébite oblitérante de la fémorale. »

2° *Examen microscopique.* — Le centre du caillot est formé par de la fibrine désagrégée pénétrée par des cellules fusiformes. Cette fibrine est disposée en amas grossièrement granuleux, dissociés par des tractus conjonctifs et des vaisseaux de nouvelle formation gorgés de globules rouges et de leucocytes.

A mesure que l'on s'éloigne du centre le processus de néoformation vasculaire et conjonctive devient plus prononcé. La fibrine disparaît et l'on assiste à l'organisation complète d'un thrombus fibreux à larges mailles vasculaires.

Le thrombus est en continuité directe avec l'endophlèbe qui, augmentée d'épaisseur, forme des végétations de volume variable ; en quelques rares points où l'adhérence n'est pas complète, on peut constater encore quelques débris de cellules épithéliales à sa surface. Les épaississements et les bourgeons formés aux dépens de la tunique interne sont parcourus par des vaisseaux largement dilatés, renfermant un grand nombre de cellules lymphatiques et par des espaces interfasciculaires à cellules augmentées de volume et contenant des leucocytes. Le tissu conjonctif intermédiaire s'est épaissi, forme des travées fibreuses denses qui ont amené l'atrophie et, par places, la disparition des fibres musculaires lisses qui existent normalement dans la partie profonde de l'endophlèbe.

La membrane limitante interne est complètement dissociée en de nombreux points par les néoformations conjonctives vasculaires parties de la couche moyenne. En d'autres points, elle est très augmentée d'épaisseur et a pris un aspect gonflé.

La mésophlèbe est augmentée de volume et présente un processus intense de néovascularisation, accompagné d'une prolifération conjonctive considérable, aboutissant à la formation d'un tissu interstitiel adulte.

Les faisceaux musculaires sont pénétrés, puis dissociés et subissent un processus de résorption prononcé. Les fibres lisses disparaissent également sous l'influence d'un processus dégénératif d'origine inflammatoire. La membrane adventice est le siège de phénomènes de même ordre. Les vasa vasorum sont particulièrement remarquables par les lésions de leur tunique externe, mais surtout par le bourgeonnement de leur tunique interne, qui aboutit à l'oblitération partielle et parfois quasi totale de leur lumière.

La fémorale est donc le siège d'une thrombo-phlébite oblitérante.

L'examen des coupes, au point de vue bactériologique, ne nous a donné aucun résultat. Dans des préparations

nombreuses colorées par la thionine, par le violet de gentiane phéniqué, par la méthode de Gram, nous n'avons
pu déceler aucune espèce de microorganisme, pas plus
dans la partie centrale du thrombus que sur les bords,
les vaisseaux néoformés ni les vasa vasorum.

SYMPTOMATOLOGIE

Trousseau considérait la phlegmatia alba dolens comme une complication très rare de la fièvre typhoïde.

Nous avons montré dans un précédent chapitre qu'à l'heure actuelle, la littérature médicale est très riche en observations de phlegmatia. Cet accident serait-il donc plus fréquent qu'autrefois ? — M. Cazauvieilh, qui se pose la question, « serait presque tenté de le croire » (Thèse de Paris, 1881). — Murchison a observé l'oblitération des veines fémorales dans 1 0/0 au moins des cas de fièvre typhoïde qu'il a traités. M. Hutinel en compte 6 0/0. M. Vincent en trouve une proportion plus forte : 8,23 0/0. C'est dire que certaines épidémies sont plus riches que d'autres en thromboses veineuses, et le climat, le pays dans lequel on observe ne sont pas étrangers à ce fait.

Ni l'âge ni le sexe ne mettent à l'abri de cette complication.

Cependant la plupart des observations publiées sont relatives à des jeunes gens. Les enfants sont rarement atteints (2 cas dans la thèse de Bouchard, 1878; observation relatée dans le livre de Cadet de Gassicourt sur les maladies de l'enfance).

Quant au siège de prédilection de la phlegmatia, tous les auteurs s'accordent à dire que c'est le membre inférieur gauche. Dans la thèse du Dr d'Albuquerque-Cavanti,

se trouve un tableau reproduit d'ailleurs par M. Cazauvieilh, indiquant les localisations diverses de la phlegmatia alba dolens dans la dothiénentérie.

La forme de la dothiénentérie ne paraît pas avoir une
grande importance sur la production des coagulations
veineuses. Pour M. Troisier, la phlegmatia se montre surtout dans la forme adynamique, mais il existe bien des
observations de thromboses veineuses à la suite de fièvres
typhoïdes légères.

A quel moment de la fièvre typhoïde apparaît la phlébite? A n'importe quel moment, et nous citons, au cours
de ce mémoire, plusieurs observations où la phlébite a
apparu en pleine évolution de la maladie, mais le plus
fréquemment pendant la convalescence.

« Il est peu de convalescences de fièvre typhoïde qui
ne donnent lieu à aucun accident ». (Brouardel et Thoinot,
in *Traité de Médecine*). C'est en effet au moment de la
convalescence que le typhique est le plus affaibli. Il vient
de supporter une longue maladie, au cours de laquelle il
s'alimentait mal. Ses cellules, intoxiquées par les pro-
duits solubles que sécrétaient les bacilles d'Eberth ou les
autres agents d'infection secondaire, ses cellules assimi-
laient mal ; elles se sont altérées dans leur structure his-
tologique et aussi probablement dans leur composition
chimique. Le sang, dont nous avons plus haut étudié les
modifications dans la dothiénentérie, est, au moment de la
convalescence, à son maximum d'impureté. C'est à ce moment surtout qu'encombré de déchets organiques de la
désassimilation, il constitue pour les parois organiques
une cause dangereuse d'irritation : l'endothélium veineux
se desquame et les microbes ont beau jeu.

Le cœur lui même, que la maladie a fortement éprouvé,
se contracte avec mollesse ; il n'imprime plus à la circu-

lation périphérique qu'une impulsion très faible : d'où ralentissement et accumulation du sang dans le système veineux. N'est-ce pas aussi au moment de la convalescence que le typhique est particulièrement sujet à des suppurations de tout ordre ? Ses fesses, la région sacrée, la région scapulaire, se couvrent parfois d'escarres ; sur les membres, sur le tronc, sur la nuque, apparaissent des furoncles (staphylococcus) lents à guérir, sujets à récidive et qui constituent pour l'organisme affaibli un danger sérieux d'infection à distance. Il ne convient pas cependant d'exagérer le rôle de la dyscrasie sanguine et des troubles mécaniques de la circulation dans le développement de la phlébite.

Nous relatons plusieurs observations où la phlébite est survenue assez près du début de la maladie, par conséquent à une époque où le sang n'était pas trop altéré dans sa composition et où le cœur était plein d'énergie. L'observation III est typique à cet égard.

Comment débute la phlébite ? La plupart des malades accusent un début brusque de l'affection dont ils souffrent. C'est le plus souvent à l'occasion d'un mouvement qu'ils ont tout à coup éprouvé soit au mollet, soit à l'aine ou ailleurs, une douleur vive qui a persisté depuis. D'autres malades déclarent qu'avant d'éprouver des douleurs vives ils ressentaient depuis déjà quelques jours des fourmillements dans le mollet.

La vérité est que la phlébite évolue progressivement, et si la température a été prise régulièrement pendant la convalescence, on l'a vue s'élever par intervalles au dessus de 37°. Ces écarts de température étaient attribués à un excès d'alimentation, à une fatigue quelconque du malade. En réalité, c'était la phlegmatia qui évoluait déjà à bas bruit et qu'on allait bientôt pouvoir diagnostiquer.

L'observation III que nous relatons fournit un exemple typique de phlébite à début insidieux.

Quand l'affection est constituée, le diagnostic est facile:

1° Élévation de la température;

2° Douleur dont le siège est variable et généralement en rapport avec le segment de veine enflammé;

3° Œdème parfois localisé, mais le plus souvent étendu à tout le segment du membre atteint ou même à la totalité du membre. Cet œdème est blanc par suite de l'anémie des capillaires superficiels de la peau; il est lisse parce que la peau est envahie dans ses parties profondes. Lorsqu'il survient des manifestations analogues au cours des maladies hydropigènes, le tissu cellulaire sous-cutané est seul infiltré, tandis qu'ici, les aréoles du derme sont distendues par la sérosité: c'est en raison de cette particularité anatomique que le doigt détermine mal le godet par la pression.

4° La température du membre est élevée au début, abaissée dans la suite;

5° Parfois, le vaisseau enflammé est perceptible à la palpation, mais l'erreur est facile surtout quand la veine est profonde, et l'on prend pour la veine enflammée un muscle en contracture ou une aponévrose. Cet examen est d'ailleurs dangereux et doit être évité;

6° L'état général est le plus souvent bon. Quand la phlébite évolue au cours de la dothiénentérie, l'état général dépend du degré de l'infection.

La marche de l'affection est variable: la période des douleurs dure habituellement trois jours; l'œdème est en général définitivement constitué à la fin du premier septénaire; la période d'état dure de trois à six semaines environ. Pendant ce temps, la phlébite peut rester localisée au segment de veine primitivement atteint ou se propager au reste du vaisseau. Parfois la propagation remonte jusqu'aux veines iliaques et la phlegmatia gagne le membre du côté opposé. On ne connaît point de cas où la phlegmatia ait été symétrique d'emblée.

Tantôt la terminaison se fait par guérison complète, avec disparition des douleurs et de l'œdème (soit que la veine reste définitivement oblitérée par le caillot organisé, soit qu'elle soit redevenue perméable par résorption du caillot); — tantôt, au contraire, la phlébite guérit incomplètement et laisse des reliquats qui feront, dans cette revue d'ensemble, l'objet d'un prochain chapitre. — Dans des cas, heureusement fort rares, un fragment de caillot se détache et est entraîné dans la circulation : c'est un accident redoutable, parfois mortel.

À propos du diagnostic, M. Vaquez signale les formes latentes à début embolique. Il est d'autres formes où la symptomatologie est fruste : par exemple, l'œdème fait défaut. Cette absence d'œdème peut s'expliquer de deux façons : 1° le sang trouve dans les collatérales de la veine oblitérée une voie suffisante de retour; par suite, il ne s'accumule pas en amont de l'obstacle formé par le caillot; 2° la veine n'est pas oblitérée au point de s'opposer au retour du sang. Cette raison explique l'apparition des douleurs avant celle de l'œdème. M. Vaquez a particulièrement étudié ce stade de la phlébite préoblitérante.

Parfois, le diagnostic avec la lymphangite n'est pas facile; l'observation III, que nous citons à la fin de ce mémoire, en est un exemple.

———————

Observation II

(Inédite)

Communiquée par M. le Dr Gilbert, chef de clinique.

Maup..., soldat du 2ᵉ génie, entre à l'Hôpital Suburbain, le 2 octobre 1899. Il est mis dans le service de M. le professeur Rauzier, salle Martin-Tisson, nº 4.

C'est un garçon d'apparence robuste, n'ayant jusque-là jamais été malade et venu à Montpellier depuis moins d'un an. Il présente actuellement des symptômes d'infection qui sont apparus brusquement : céphalée frontale, insomnie, vertiges, anorexie. La langue est rouge et humide, l'estomac météorisé. Le ventre est souple, mais on perçoit du gargouillement dans la fosse iliaque droite. Constipation opiniâtre.

Ni toux ni crachats. Pas d'épistaxis. Souffle mésosystolique à la pointe. Le premier bruit est diminué.

Température : 40°6 ; pouls : 92.

5 octobre. — Les taches rosées sont apparues ; la langue est un peu plus sèche, le souffle persiste toujours.

Température : 40°.

7 octobre. — Le malade est dans un état voisin du subdélire. Dans la nuit, il a franchement déliré. De plus, au cours d'un bain, il a été pris d'une crise avec raideur des membres, accélération du pouls, asthénie du cœur. La sensibilité est conservée ; les pupilles paraissent égales et réagissent à la lumière, quoique peu de temps. A quelle sorte d'accidents avons-nous affaire ? L'auto-intoxication doit être écartée, puisqu'il n'y a pas d'albumine dans les

urines, puisque les vomissements font défaut, puisque la céphalée est amendée. Une fluxion du côté des méninges ou simplement des phénomènes névrosiques sont plus probables. C'est même du côté de la névrose que penche l'opinion de M. le professeur-agrégé Rauzier, car l'attouchement de la cornée et la titillation de la luette ne provoquent pas de réflexes.

9 *octobre*. — La crise de la veille ne s'est pas reproduite, mais le malade va sous lui. L'intelligence est d'ailleurs intacte ; le malade n'est plus dans le subdélire. Température : 40°.

10 *octobre*. — Température : 40° ; pouls : 90. Tension artérielle 11.

12 *octobre*. — La température tombe brusquement à 37°. Cette chute coïncide avec une amélioration de l'état général. L'incontinence du sphincter rectal a disparu. Le séro-diagnostic est positif.

13 *octobre*. — La température semble vouloir remonter. Le pouls se maintient bon, mais les phénomènes d'adynamie reparaissent : subdélire, selles involontaires. Le malade ne demande aucun aliment ; il faut l'obliger à prendre. Il est d'ailleurs sourd à toutes nos questions.

14 *octobre*. — La température s'élève à nouveau : 40°. L'état général reste aussi mauvais que la veille, quoique sans aggravation. Le pouls est toujours aux environs de 90.

Six selles dans la journée. A l'inspection du ventre, l'on constate une série de taches rosées qui paraissent toutes récentes.

16 *octobre*. — Le malade se plaint de douleurs au côté, qui sont survenues au cours d'un bain et qui s'exagèrent chaque fois qu'il entre dans la baignoire. Il s'agit probablement d'une névralgie, car la respiration s'entend sur toute la hauteur des poumons.

— 40 —

18 *octobre*. — La température descend. Dans la soirée elle atteint à peine 38°. Quant au pouls, il ne varie pas.

19 *octobre*. — Le malade est ausculté à nouveau. On ne perçoit toujours rien d'anormal. Le nervosisme du malade est, d'ailleurs, évident : le simple fait d'apposer la tête sur la poitrine, lui cause de vives douleurs.

20 *octobre*. — Amélioration générale ; la courbe thermométrique descend ; les douleurs sont supportables.

22 *octobre*. — Nouvelle ascension à 38°.

26 *octobre*. — Le malade se plaint que depuis trois jours il souffre de la jambe gauche. A l'inspection et à la palpation on constate un œdème léger de la cuisse et du pied. La pression est douloureuse au trajet de la crurale, en particulier au niveau de l'aine.

On porte le diagnostic de phlébite et le membre est immobilisé dans une gouttière ouatée.

27 *octobre*. — La température se maintient au même niveau, c'est-à-dire 38°. Pas d'aggravation de l'état général.

Le malade ne souffre pas dans sa gouttière.

30 *octobre*. — La température s'est élevée jusqu'à 38°5 et le gonflement du membre a augmenté légèrement.

Jours suivants. — Le malade garde toujours l'immobilisation la plus absolue. Il ne souffre plus qu'à la palpation de la veine. L'œdème est léger et n'augmente plus.

Observation III

(Inédite)

Phlegmatia alba dolens symétrique des deux membres inférieurs, survenue au cours d'une dothiénentérie. — Difficulté du diagnostic au début d'avec une lymphangite.

Char..., réserviste, entre à l'hôpital le 21 septembre 1899, placé dans le service de M. le professeur-agrégé Rauzier, salle Martin-Tisson, n° 5.

Le malade venait d'arriver au régiment, mais il était mal en train depuis quelque temps. Depuis huit jours, il souffrait de la tête, ne dormait pas, manquait d'appétit, était constipé. On venait de le purger. Trois températures, prises dans la journée, donnent : la première 37°, la seconde 37°1, la troisième, prise dans l'après-midi, donne 40°. Le malade nous apprend lui-même que tous les soirs, vers deux heures, il se trouve plus mal que dans le reste de la journée. A ce moment-là, il a des frissons, puis de la chaleur généralisée à tout le corps. Dans un troisième stade, il a des sueurs. On ne peut s'empêcher de songer au paludisme, et comme la langue est très sale, on fait précéder d'un vomitif l'administration de quinine.

22 septembre. — La température du matin et celle du soir sont presque identiques, 39°5. Le pouls est à 81. Serait-ce de la dothiénentérie ? L'auscultation du thorax ne révèle rien d'anormal.

23 septembre. — Même remarque que précédemment pour les températures : 39°. L'inspection du ventre ne révèle pas de taches rosées, mais le malade a eu quatre selles. Le diagnostic de dothiénentérie semble se confirmer.

28 septembre. — Depuis le 23, la température a été continue, quoique allant toujours en diminuant.

Elle est actuellement aux environs de 38°5.

Il survient, au niveau de chaque cuisse, un cordon dur, se traduisant à la surface du membre par des traînées rouges, très sensibles à la pression. Dans les deux aines, on constate des ganglions très douloureux. Le malade avoue que, depuis son entrée à l'hôpital, il souffrait de douleurs le long de la partie interne de la cuisse gauche, mais jamais ces douleurs n'avaient été aussi vives qu'actuellement. M. le professeur-agrégé Rauzier croit être en présence de lymphangite tronculaire.

30 septembre. — La rougeur et les cordons se perçoivent encore nettement, mais il n'y a plus de douleur, et il n'y a toujours pas d'œdème. Cette absence d'œdème confirme dans le diagnostic de lymphangite.

2 octobre. — Même état que précédemment, sauf que la température est nettement descendue : 38° matin et soir. Le pouls se maintient toujours bon.

6 octobre. — Dans la journée, le malade voit son pied droit s'enfler ; les douleurs reviennent. Le diagnostic de phlébite s'impose, et il est à supposer que la thrombose s'est étendue des veines superficielles (ce qu'on croyait être de la lymphangite) aux veines profondes.

10 octobre. — Tandis que le 6, le pied seul était enflé, maintenant l'œdème s'est propagé au reste du membre et il prédomine au niveau de la cuisse.

Les traînées rouges dont nous parlions plus haut ont disparu, et sous l'œdème, on constate des veines superficielles dilatées, témoignage de l'obstruction des veines profondes. Mais, chose importante, les douleurs, qui ont disparu du membre inférieur droit, existent maintenant

dans le bas-ventre et des deux côtés ; de plus, elles s'irra-
dient dans le membre inférieur gauche.

En même temps, sous la peau des fosses iliaques, on
voit de la circulation veineuse complémentaire. Ceci nous
laisse prévoir que la phlébite droite va se propager à la
veine iliaque gauche.

Et, en effet, le 12 *octobre*, au pied gauche, des cordons
durs se montrent le long du membre gauche au niveau de
la saphène. Les douleurs ont cessé.

Notons que la température, qui s'était élevée à nouveau
à 39° depuis l'apparition de la phlébite droite, s'y maintient avec des oscillations de près d'un degré.

13 *octobre*. — L'œdème envahit la cuisse. Les veines
superficielles sont de plus en plus apparentes.

13 *octobre*. — La température descend et s'achemine
vers 37° ; elle y restera le reste de la maladie.

14 *octobre* — L'œdème, qui n'avait jamais complètement disparu du bas-ventre, paraît s'accentuer à ce niveau
et même s'étendre vers le flanc gauche.

15 *octobre*. — L'œdème remonte jusqu'à la base du
thorax. Pourtant les urines ne contiennent point d'albumine et le cœur fonctionne normalement les jours suivants. Peu à peu les accidents s'amendent, les douleurs
cessent, l'œdème décroît grâce à l'immobilité absolue, et,
dans les premiers jours de décembre, sans autre incident,
le malade commence à se lever.

Ce cas est très instructif.

D'abord le diagnostic de dothiénentérie a présenté
quelques difficultés à cause du type de la fièvre et aussi
à cause des symptômes subjectifs fournis par le malade.
La phlébite elle-même a pu être prise, au début, pour de
la lymphangite ; nous pouvons même supposer qu'il y

avait à la fois thrombose des veines superficielles et lymphangite, puisque les ganglions des deux aines se sont hyperthrophiés.

Quoi qu'il en soit, le début des accidents a été parfaitement insidieux, contrairement à ce qu'on voit dans beaucoup d'observations, puisque le malade éprouvait déjà de légères douleurs dans les membres le 21 septembre et les jours suivants, tandis que la phlébite droite n'est diagnostiquée que le 6 octobre. Les douleurs, par conséquent, ont précédé de beaucoup l'apparition de l'œdème, contrairement à ce qui a lieu chez le même malade pour la phlébite du côté gauche. La filiation des accidents est nette; nous voyons parfaitement comment l'inflammation de la veine crurale gauche se propage à la veine iliaque gauche (douleurs dans le bas ventre à gauche). De là, l'inflammation se transmet à la veine iliaque droite (douleurs dans le bas-ventre à droite) et descend dans la crurale.

Enfin, nous voyons par cette observation qu'il est des cas (et c'est notre opinion) où les troubles mécaniques de la circulation et la dyscrasie sanguine, particulièrement accentuée, expliquent l'apparition d'une phlébite au cours de la dothiénentérie; il en est d'autres (et l'observation que nous relatons en est un exemple) où, sans auto-intoxication bien marquée et avec un fonctionnement régulier du cœur, la phlébite est apparue. Elle est apparue en pleine maladie, et elle s'est propagée aux deux membres inférieurs.

PRONOSTIC

Le médecin doit être réservé dans le pronostic des phlébites typhoïdiques. Sans doute la phébite n'entraîne que
rarement la mort. C'est par la guérison que s'est terminée
la maladie chez les sujets qu'a observés M. Cazauvieilh.
D'autre part, M. d'Albuquerque-Cavanti, sur 118 observations qu'il a recueillies, compte 96 cas de guérison (il
faut tenir compte de la léthalité due à la fièvre typhoïde
elle-même indépendamment de la phlébite). Nous-même,
signalons un cas malheureux (observ. I) où l'éventus n'est
pas dû à la phlébite elle-même.

Mais si la mort est rare, il est possible que l'inflammation de la veine se propage aux tissus avoisinants.

L'inflammation du tissu cellulaire amène des phlegmons, la thrombose artérielle complique la thrombose
veineuse, ce qui est d'un pronostic fort grave ; lorsque à
l'obstruction veineuse se joint l'obstruction artérielle, le
membre est atteint de gangrène humide. Sans doute, on
peut supposer que les agents infectieux charriés par le sang
sont venus s'implanter sur la veine, comme ils l'ont déjà
fait pour l'artère ; mais à côté de cette infection à distance,
ne faut-il pas admettre l'inflammation par propagation de
voisinage ?

Les nerfs, eux aussi, sont atteints, plus fréquemment
même que les artères. Dans un mémoire paru en 1889,

Klippel établit qu'ayant attribué *à priori* ces altérations nerveuses au séjour de ces organes dans le liquide de l'œdème, il constata expérimentalement la réalité de cette hypothèse. Par conséquent, dans la pathogénie de ces névrites, à côté de l'inflammation par propagation, il faut placer les altérations par compression.

Or, ce sont ces névrites qui, soit au cours même de la phlébite, soit longtemps après, amènent ces troubles de la motilité, ces troubles de la sensibilité et ces troubles trophiques, sur lesquels les auteurs se sont tant appesantis : « Ce sont les troubles sensitifs qui souvent constituent, d'une façon si caractéristique, l'ensemble des accidents post-phlébitiques » (Vaquez).

D'après cet auteur, les troubles sensitifs post-phlébitiques peuvent se manifester de deux façons :

1° Dans un certain nombre de cas, les sujets n'ont pas de douleurs spontanées, mais ils commencent à souffrir après des marches prolongées ;

2° Dans d'autres cas, c'est au repos même, parfois au lit, surtout la nuit, que les malades se plaignent de fourmillements, d'élancements pénibles qui parcourent le membre. Ces sensations pénibles s'exagèrent avec l'humidité de l'air et, sous les mêmes conditions, l'œdème subit une augmentation parallèle.

« L'altération vasculaire, qui constitue la phlébite, même si elle s'accompagne d'oblitération complète des vaisseaux, n'est pas suffisante à elle seule pour rendre compte de ces différents troubles. Il faut, à coup sûr, invoquer autre chose et de suite penser à la participation du système nerveux » (Vaquez). Ces lésions nerveuses ont été directement constatées à l'autopsie.

Mais ce n'est pas seulement aux alentours de la veine qu'il faut chercher la clef des accidents post-phlébitiques.

La veine elle-même peut être cause de troubles. Ses parois deviennent le siège d'une inflammation chronique qui aboutit à leur dilatation variqueuse. De plus, dans ces vaisseaux déjà malades il n'est pas rare de voir, à l'occasion d'une nouvelle infection, apparaître une nouvelle poussée de phlébite.

TRAITEMENT

Les méthodes varient suivant la période que le mal a atteinte.

1° TRAITEMENT AU DÉBUT. — « Prévenir l'embolie, calmer la douleur, voilà ce que doit faire le fond de la médication » (Vaquez).

Pour remplir la première indication, il est indispensable d'immobiliser le membre dans une gouttière garnie d'ouate et remontant jusqu'à la racine de la cuisse. (Dans un cas où la gouttière s'arrêtait à mi-cuisse, nous avons vu le rebord de cet appareil déterminer dans les chairs œdématiées une empreinte profonde). Il faut également que le tronc soit complètement étendu sans pouvoir se courber : le danger de l'embolie résulte surtout de la flexion de la cuisse sur le bassin. Quand la phlébite est double, c'est à l'emploi de la gouttière de Bonnet qu'il faut avoir recours.

L'emploi de cette méthode oblige, par conséquent, à suspendre les bains ; cependant, dans un cas de typho-malaria récemment observé par M. le professeur-agrégé Rauzier, remarquable par la longue durée de la fièvre (50 jours) et par son intensité (41°, 3), notre maître prescrivit la balnéation, malgré l'apparition d'une phlegmatia alba dolens du membre inférieur gauche, survenue le 20° jour de la maladie et en raison de l'excessive hyperthermie; seulement, il fallut redoubler de précautions, la malade était plongée dans l'eau, le membre inférieur gauche immobilisé dans une gouttière.

Mais une question importante de pratique se pose : Combien de temps le malade restera-t-il immobile? Ce qui revient à se demander au bout de combien de jours l'organisation du caillot est suffisante pour que les mouvements ne déterminent plus d'embolie. D'après M. Vaquez, « c'est le 30ᵉ jour après le début de la dernière oblitération phlébitique que l'on pourra relever la tête et le tronc du malade au moyen d'un oreiller ; vers le 35ᵉ jour le décubitus latéral ne sera *plus dangereux*, mais l'on n'autorisera pas encore la flexion du tronc sur la jambe ; au 40ᵉ jour enfin, le malade pourra s'asseoir, mais il sera encore prudent qu'il évite tous les mouvements brusques ou violents ».

Pour aider à la résolution de l'œdème et à l'apparition de la circulation complémentaire, M. Pinard conseille d'appliquer sur le membre ainsi immobilisé des compresses trempées dans une solution saturée de chlorhydrate d'ammoniaque (Mlle Rosenthal, *Thèse de Paris*, 1892), jusqu'à production d'un érythème vésiculeux. « La douleur diminue aussitôt après l'application des compresses humides... et, en même temps que le gonflement diminue, la tension des téguments disparaît : on voit un réseau bleuâtre se dessiner sous la peau, preuve que la circulation veineuse collatérale s'établit ».

La seconde indication, disons-nous avec M. Vaquez, consiste à calmer les douleurs : l'immobilisation, les compresses imbibées d'une solution saturée de chlorhydrate d'ammoniaque sont déjà d'excellents moyens. On peut y joindre les onctions avec du chloroforme et du baume tranquille ; mais « nous ne saurions trop proscrire la compression ; elle peut, en effet, empêcher la circulation collatérale dans les cas d'oblitération complète de la veine et favoriser l'apparition des plaques de gangrène.

Les frictions et le massage doivent également être mis de côté. » (Morrachini, *Thèse de Montpellier*, 1897).

2° TRAITEMENT DES ACCIDENTS CONSÉCUTIFS A LA PHLÉBITE. — Contre les déformations atrophiques précoces, hydrothérapie tiède suivie de massage : « Cette opinion peut paraître paradoxale ; elle est pleinement justifiée et n'implique aucun danger » (Vaquez). Dans les premières séances, le massage devra être superficiel, plus tard et progressivement, il s'adressera aux muscles eux-mêmes.

Les douleurs persistantes et l'œdème sont passibles du même traitement ; — l'électricité est parfois employée ; elle exaspère les douleurs.

Dans les phlébites récidivantes, par contre, le massage fait courir un péril véritable : l'immobilisation absolue et les méthodes antiphlogistiques sont les seules ressources possibles.

CONCLUSIONS

La phlegmatia alba dolens dans la fièvre typhoïde est due à la localisation, sur une veine et chez un typhique, de microbes d'espèces diverses. C'est tantôt le bacille d'Eberth lui-même, tantôt un agent d'infection secondaire, qu'il faut incriminer. Le staphylocoque serait, d'après de récents travaux, l'agent le plus habituel de la complication. Les microbes ont été constatés, à maintes reprises, soit dans le thrombus, soit dans les parois de la veine elle-même. Ils arriveraient charriés par le sang veineux ou les vasa vasorum et se fixeraient sur l'endothélium *altéré* du vaisseau.

La dyscrasie qui survient constamment au cours de la dothiénentérie, ainsi que le ralentissement de la circulation, notamment dans le système veineux, expliquent la possibilité et la fréquence de ces altérations.

Dans les cas où les microbes n'ont pu être constatés, il est à supposer que les micro-organismes qui auraient été décelés à une époque antérieure, ont déjà disparu du foyer inflammatoire.

Il est reconnu maintenant que la phlegmatia alba dolens dans la dothiénentérie n'est pas aussi rare que le croyait Trousseau. C'est habituellement au début de la convalescence, mais parfois aussi en pleine évolution de la maladie, — ainsi que le montrent nos observations, — qu'elle survient.

Le membre inférieur gauche serait, d'après les statistiques, le plus souvent atteint. La phlébite symétrique des deux membres inférieurs est possible par propagation de l'inflammation d'une veine iliaque à l'autre. Nous en citons un exemple. Le diagnostic, si facile à la période d'état de la complication, présente parfois quelques difficultés au début et doit être fait avec la lymphangite.

L'évolution est habituellement terminée en trois ou quatre semaines et sans symptômes bruyants. Quelquefois cependant, les douleurs prennent une certaine intensité, soit que les nerfs soient fortement comprimés par l'œdème, soit qu'ils soient atteints dans leur structure (névrite) par inflammation de voisinage. Les artères peuvent être lésées : un thrombus se forme et obstrue leur lumière ; le membre est bientôt atteint de gangrène humide. La propagation de l'inflammation au tissu cellulaire détermine des phlegmons.

Ces éventualités assombrissent quelque peu le pronostic immédiat de la phlegmatia, quoique l'embolie pulmonaire et la mort surviennent rarement à la suite de cette complication dans la dothiénentérie. Mais il est certain, d'autre part, que la phlébite peut guérir incomplètement, passer à l'état chronique, ou laisser des reliquats qui seront pour le malade la source de nombreux ennuis.

Il importe, en conséquence, de traiter vigoureusement la phlegmatia alba dolens : l'immobilisation absolue et continue pendant le temps nécessaire est le meilleur des moyens à employer, c'est dire qu'il faut suspendre les bains, sauf quand une hyperthermie excessive oblige d'y avoir quand même recours.

BIBLIOGRAPHIE

Hie. — Contribution à l'étude de la phlegmatia alba dolens comme complication de la fièvre typhoïde. Thèse de Paris, 1877.

Troisier — De la phegmatia alba dolens. Thèse d'agrégation, 1880.

Veillard. — De la phlegmatia alba dolens dans la fièvre typhoïde. Thèse de Paris, 1882.

Hutinel. — La convalescence et les rechutes dans la fièvre typhoïde. Thèse d'agrégation, 1883.

D'Albuquerque-Cavanti. — De la phegmatia alba dolens dans la fièvre typhoïde. Thèse de Paris, 1883.

Vaquez. — Pathogénie des thromboses. Thèse de Paris, 1890.

Arnaudet. — Trois cas de phlegmatia alba dolens dans la fièvre typhoïde. *Normandie médicale*, 1890.

Labaste. — Complications de la convalescence de la fièvre typhoïde. Thèse de Lyon, 1892.

Méreux. — Des récidives des phlébites. Thèse de Paris, 1892.

Girode. — Fièvre typhoïde, thrombose des deux iliaques, thrombose méningo-cérébrale. Société anatomique de Paris, 1893.

Vaquez. — Le traitement des phlébites des membres. *Mercredi médical*, 28 mars 1893.

Foster. — Fièvre typhoïde, thrombose des deux veines fémorales, abcès du poumon et de la rate. *Brit. med. J.*, 18 mai 1893.

Censier. — Traitement de la phlébite. *France médicale*, 31 mai 1893.

Vincent. — Bactériologie des phlébites dans la fièvre typhoïde. Communication au Congrès de Bordeaux et *Semaine médicale*, 21 août 1893.

Lannois. — Pyléphlébite et abcès du foie consécutifs à la fièvre typhoïde. *Revue de médecine*, novembre 1893.

Da Costa. — Un cas de phlébite et de périostite suite de fièvre typhoïde. *Journ. americ. med. assoc.*, 21 décembre 1896.

Morbachini. — De la phlegmatia alba dolens dans la fièvre typhoïde. Thèse de Montpellier, 1897.

Asthon. — Fièvre typhoïde, thrombose crurale bilatérale. *Med. News*, 29 mars 1897.

Richardson. — Thrombose marastique des veines intracràniennes dans la fièvre typhoïde. *J. of. nerv. dis.*, juillet 1897.

Lépine et Lyonnet. — Phlébite oblitérante consécutive aux injections intraveineuses de toxine typhique. *Lyon médical*, 8 août 1897.

Robineau. — Traitement chirurgical des phlébites. Thèse de Paris, 1898.

Gallois. — Des formes frustes de la phlegmatia. *Bulletin médic.*, 5 juin 1898.

Descazals. — Des thrombo-phlébites des sinus de la dure-mère. Thèse de Paris, 1898.

Suberth. — Gangrènes typhiques. Thèse de Paris, avril 1899.

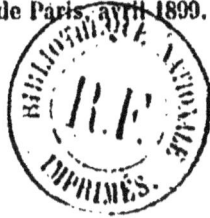

BIBLIOTHÈQUE NATIONALE R.F. IMPRIMÉS

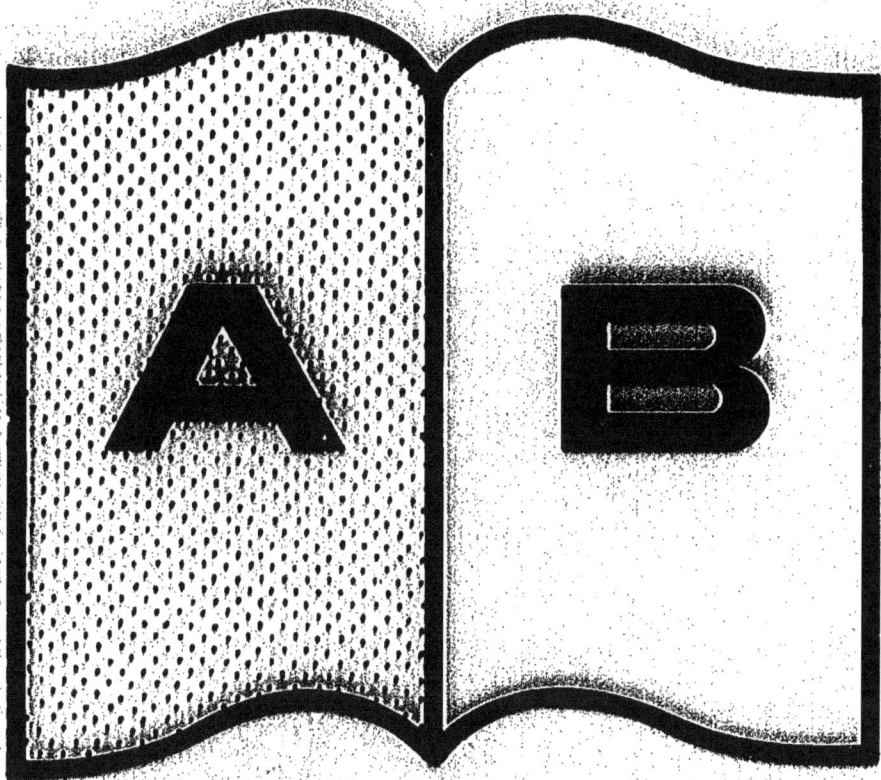

Contraste insuffisant

NF Z 43-120-14

www.ingramcontent.com/pod-product-compliance
Lightning Source LLC
Chambersburg PA
CBHW050542210326
41520CB00012B/2686